Docteur SAUVAIN

Oculiste et Otorhino-Laryngologiste
de l'Hôpital Saint-Yves de Rennes

L'OZÈNE

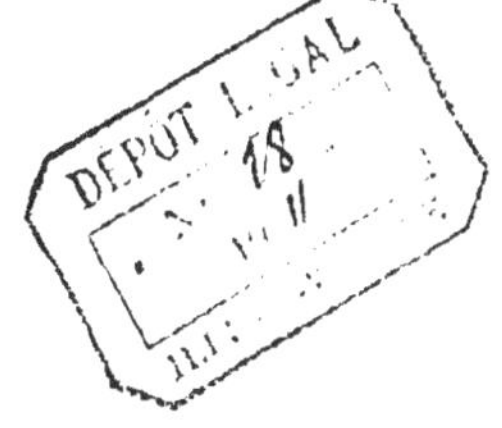

RENNES

IMPRIMERIE FRANCIS SIMON

—

1911

Docteur SAUVAIN

Oculiste et Otorhino-Laryngologiste
de l'Hôpital Saint-Yves de Rennes

L'OZÈNE

RENNES
IMPRIMERIE FRANCIS SIMON

1911

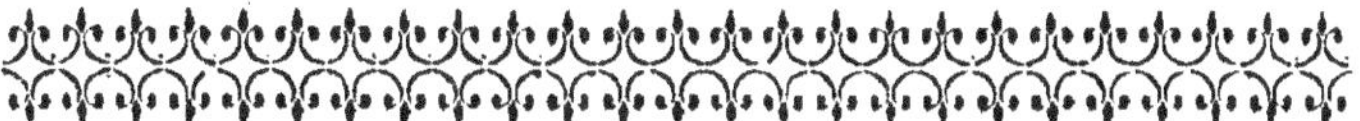

L'OZÈNE

'OZÈNE est une maladie connue des plus anciens auteurs. La fétidité, son symptôme dominant et caractéristique, suffisait pour attirer leur attention.

Galien, Celse, Rufus, Avicenne en parlent ; ils attribuent son existence à des ulcérations des fosses nasales. Pour tous c'est l'odeur qui s'impose, d'où le nom ozène, donné à la maladie, de ὄζειν : sentir mauvais.

Sauvage distingue déjà plusieurs variétés d'ozène, il les range en idiopathique, symptomatique et ozène par rétention. Trousseau décrit la punaisie constitutionnelle et le catarrhe chronique.

Follin et Duplay n'en font pas une maladie essentielle. Pour eux, c'est la conséquence d'une lésion de voisinage et la fétidité est secondaire.

Gellstein considère l'ozène comme la suite d'une inflammation, c'est un catarrhe chronique résultant d'un coryza infantile. Il faut arriver à Ziens pour entendre parler de l'intervention d'un ferment spécial, tandis que Zaùfal, Hartmann, Calmettes et Martin s'en tiennent encore à la théorie de la stagnation des mucosités.

Tissier et Grünwald déclarent que l'ozène a nettement pour cause un foyer de suppuration, qu'il n'y a pas d'ozène primitif, pas d'ozène héréditaire. Ils admettent bien une intervention microbienne, mais ce n'est qu'à titre complémentaire, le microbe leur sert à expliquer l'atrophie et la fétidité. Cependant cette explication se transforme et bientôt un grand nombre, parmi lesquels, Fraenkel, Herzog, Hajeck, Lövenberg, Pérez mettent l'agent infectieux au premier plan. C'est aujourd'hui l'idée presque universellement admise, c'est celle-là que je crois vraie, c'est elle que je veux exposer en détail.

En 1882 pour la première fois Fraenkel étudie la bactériologie de l'ozène et il décrit quatre variétés microbiennes. Il a trouvé de petits et de gros coques en chaînettes et deux bâtonnets à coloration spéciale.

Lövenberg en 1884 parle à son tour d'un microbe constant dans le pus ozéneux, c'est un très gros coccus, toujours associé. Il le décrit et en fait définitivement le bacille propre de l'ozène, en 1894. Abel dans le Centralblatt für Bacteriologie l'appelle « Bacillus mucosus ozenæ ». C'est, dit-il, un très gros coccus, immobile, associé pour ainsi dire toujours en double, et ceux-ci accouplés souvent en chaînes ; il ne prend pas le Gram. Ce microbe ressemble au pneumo bacille de Friedlander ; il lui ressemble si bien que Mademoiselle Robineau, dans sa thèse (Paris 1899) conclut en disant que : le microbe de l'ozène est un bacile de Friedlander ayant perdu son pouvoir pyogène. »

En 1896 Gradinige et Pez décrivent encore un bacille spécial.

Morell Mackenzie, lui, constate que l'ozène atteint souvent tous les enfants d'une même famille, mais, dit il, « il n'est pas contagieux, car je puis citer le cas de nourrices vivant dans la même famille, sans que les enfants confiés à leurs soins soient le moins du monde affectés ».

Il n'est pas nécessaire d'insister bien longtemps sur un tel raisonnement. Morell Mackenzie invoque une preuve négative .

et cela n'a aucune valeur ; quant à la première partie de sa proposition : « tous les enfants d'une même famille sont atteints d'ozène », n'est-ce pas là un argument militant très sérieusement en faveur de la contagion.

Enfin en 1889, le docteur Fernand Perez de Buenos-Ayres trouve et décrit le Bacillus fœtidus ozenæ, coccobacille aerobie et anaérobie facultatif, polymorphe, ne prenant pas le Gram, se cultivant dans presque tous les milieux, donnant de l'Indol.

C'est dans les fosses nasales du chien que cet agent vit, où il engendre l'ozène du chien. Perez l'a rencontré chez des individus atteints de cette même affection, il l'a isolé, il a démontré que ce bacille avait une prédilection pour les fosses nasales et il a reproduit après inoculation les principaux signes cliniques de la maladie. Ne semble-t-il pas que ces résultats importants, s'ils ne sont pas probants, sont au moins à prendre en grande considération en attendant que l'expérience de la clinique soit venue les faire triompher ?

Partisan convaincu de cette théorie microbienne et de la contagiosité de l'ozène, j'ai voulu par ce travail apporter un faible tribut à la propagation de ces idées et attirer l'attention de tous sur cette maladie si fréquente.

Je ne vais pas, comme Furet, jusqu'à dire que le chien peut transmettre l'ozène, comme le rat propage la peste. Non, il y a du reste bien des degrés dans la facilité de transmission des maladies, et la question n'est pas de savoir si l'ozène est plus ou moins contagieux, il l'est, c'est l'essentiel.

L'ozène est donc une maladie microbienne et contagieuse. J'insiste sur cette dernière qualité, parce que, jusqu'à ces derniers temps, on n'a vu dans cette affection qu'une rhinite atrophique banale.

Aujourd'hui le doute n'est plus permis, il s'agit d'une maladie contagieuse. Les exemples de transmission d'homme à homme sont très nombreux, enfants contaminés par des nourrices, frères atteints du même mal, pour s'être servis du même mouchoir. Aucun âge n'est à l'abri. Dans ma pratique personnelle, je connais au moins deux cas de contagion qui semblent bien démontrés.

Les exemples de transmission de l'animal à l'homme sont plus rares, plus difficiles à prouver, mais les inoculations faites par Perez ont donné des résultats tels qu'ils constituent la plus belle preuve qu'on puisse désirer.

Microbien et contagieux, l'ozène est une rhinite qui subit deux phases distinctes, une phase d'hypertrophie et une phase d'atrophie.

D'abord une période d'hypertrophie, pendant laquelle le malade semble atteint d'un gros rhume de cerveau ; très enchiffrené, il respire mal par le nez, les sécrétions nasales sont épaisses, abondantes.

Vient ensuite la période d'atrophie. Au mucus abondant, succèdent les croûtes et avec elles, l'odeur. Tous les deux ou trois jours, le malade expulse avec peine des croûtes sèches, jaune verdâtres, de véritables écailles d'huîtres, d'une odeur très caractéristique, abominable, qui fait de l'ozéneux un objet de répulsion. Chez la femme, cette odeur est particulièrement intense au moment des règles.

Au début de la maladie, l'ozéneux sent son odeur, mais bientôt survient l'anosmie et il ne perçoit plus rien. L'évolution se fait sans fièvre, souvent sans altération de la santé générale ; il n'est pas rare cependant, lorsque survient l'atrophie, de voir le malade se plaindre de sécheresse de la gorge, c'est la pharyngite de voisinage qui s'est installée lentement et parfois le larynx participe à cette inflammation jusqu'à donner des symptômes qui ressemblent à ceux de la laryngite tuberculeuse.

Le nez peut n'être pas déformé, mais suivant l'ancienneté de la maladie, les cornets sont diminués de volume, on peut même n'en plus trouver trace ; la muqueuse, pâlie, semble parcheminée, mais on ne trouve jamais d'ulcération.

Je ne parle pas, à dessein, des complications, rares, du reste, d'ethmoïdite ou de sinusite qui ont une bien autre gravité. Je sortirais du cadre que je me suis fixé.

Le malade atteint d'ozène, hanté par le dégoût qu'il inspire, a des idées tristes, et livré à l'hypocondrie, il va de médecin en médecin en quête d'un traitement efficace. On a essayé contre ce fléau une grande quantité de traitements, je ne vois pas l'utilité d'en faire l'historique ; ce serait une nomenclature sans intérêt.

Tous ont vécu plus ou moins longtemps, aucun n'a subsisté et actuellement la majorité des médecins ordonnent simplement des lavages du nez, auxquels ils ajoutent une pommade antiseptique quelconque ; en somme, ils s'en tiennent à des soins de propreté, dans le but d'éviter l'odeur.

Malgré ces lavages qui doivent être faits chaque jour, souvent plusieurs fois par jour, le malade vit toujours avec l'idée obsédante que peut-être cette odeur persiste, car le malheureux n'en a pas conscience.

Aujourd'hui, grâce aux injections sous-muqueuses de paraffine, on obtient des résultats évidents. Si tous les cas ne sont pas guéris, tous sont très améliorés, et en face de l'insuffisance de tous ses devanciers, ce traitement est tout simplement remarquable.

Depuis sept ans, j'ai traité systématiquement par cette méthode tous les ozéneux qui, dans ma clientèle ou dans mon service de l'hôpital Saint-Yves, ont bien voulu s'y soumettre ; les résultats que j'ai obtenus ont été particulièrement encourageants. Je n'ai malheureusement pas de statistique à présenter, mais les guéris sont certainement dans la proportion de 1 sur 2, j'appelle guéris ceux chez qui l'odeur et les croûtes ont complètement disparu, guéris ceux qui sont restés dans cet état pendant plusieurs années après la cessation de tout traitement. Les améliorés sont le plus grand nombre. Je range dans cette catégorie ceux dont l'odeur a toujours disparu (ne pourrait-on pas les considérer comme guéris, puisque c'est de ce symptôme dont le plus souvent se plaint le malade?), les croûtes persistent, ce ne sont plus les grosses écailles verdâtres, ce sont de fines pellicules à peine teintées, qui, de loin en loin, sont expulsées, avec facilité, du reste; ce sont le plus souvent des sécrétions liquides, le malade mouche plus qu'à l'ordinaire.

Quant aux rebelles, c'est la toute petite exception, nous en comptons trois.

Le premier est un ozène extrêmement fétide, dont la flore microbienne doit être archi-complexe. Il est vraisemblable qu'il s'agit d'une association du bacille de Perez avec d'autres agents qui en augmentent la virulence.

Les deux autres sont des ozènes extrêmement anciens, il ne reste plus trace des cornets, les cavités nasales immenses sont tapissées d'une muqueuse absolument atrophiée qui casse à la moindre poussée de la paraffine.

En somme, c'est sur une très grande amélioration qu'il faut compter, l'odeur disparaîtra, presque toujours les croûtes feront place à un suintement plus ou moins abondant, — le malade mouchera un peu plus qu'à l'ordinaire. N'est-ce pas là un résultat appréciable? Et comme nous sommes loin de ces lavages répétés sans résultat !

Nous sommes donc en présence d'une thérapeutique qui n'est plus tout à fait nouvelle, qui a maintenant acquis droit de cité, qui mérite d'être propagée et vulgarisée.

Je sais bien que cette méthode a des détracteurs, qu'elle n'a pas toujours donné ce que l'on en espérait. Est-ce à dire qu'elle est mauvaise, ou bien n'est-ce pas plutôt que ceux qui l'abandonnent l'ont mal ou insuffisamment expérimentée?

C'est un traitement qui oblige à beaucoup de patience, à une certaine habitude de la part du médecin, mais qui demande aussi au malade une grande confiance et de la ténacité.

Les cas anciens, surtout, offrent plus de difficultés, les muqueuses plus ou moins atrophiées supportant mal la pression de la paraffine, il faut aller avec prudence et une grande douceur, quitte à y revenir plus tard, quand la première injection aura commencé à modifier cette muqueuse.

L'opération n'est jamais douloureuse. L'anesthésie locale est suffisante. On obtient une insensibilité complète avec un mélange d'une solution de chlorhydrate de cocaïne à 2 % et de quelques gouttes d'adrénaline à 1 ‰. Il est rare qu'on soit gêné par le sang qui peut s'écouler par la piqûre.

Il s'agit d'introduire sous la muqueuse des cornets, de la cloison ou même du plancher des fosses nasales, une certaine quantité de paraffine, pour restituer à ces cavités leurs dimensions normales.

Au début de la méthode, on a employé des paraffines fusibles à des températures élevées (60° environ). Personne ne s'en sert plus. Cela nécessitait une instrumentation compliquée, il fallait aller vite pour éviter le refroidissement et le durcissement de la paraffine. Il n'était pas rare d'observer, à la suite de ces injections, des phlébites assez graves ; enfin, cette paraffine restait en bloc sous la muqueuse, s'entourait d'une coque fibreuse et demeurait là, enkystée comme un corps étranger.

Aujourd'hui on emploie des paraffines fusibles à des températures beaucoup plus basses (45° environ), on les injecte à froid et sous pression. A cet effet on a inventé de nombreuses seringues; toutes sont basées sur le même principe, toutes sont également bonnes. Les uns, avec Lagarde, les veulent plus volumineuses, et injectent par conséquent une plus grande quantité de paraffine; les autres, avec Cazeneuve, les préfèrent petites et font des injections plus fréquentes; les deux manières sont soutenables. Il faut, bien entendu, agir avec une rigoureuse aseptie et n'utiliser que des paraffines dont la stérilisation est parfaite.

Quel que soit l'endroit choisi pour faire l'injection : cornet, cloison ou plancher des fosses nasales, il faut opérer d'arrière en avant, de façon à n'être pas gêné pour faire les dernières piqûres, aller lentement, tenir la main droite bien fixe. L'aiguille, d'abord introduite profondément, est retirée au fur et à mesure que l'injection pénètre.

Si la muqueuse pâlit, inutile d'insister, sous peine de voir se produire une déchirure et de ne plus pouvoir, au moins avant longtemps, recommencer dans cette région.

En principe, on ne peut guère injecter plus d'un centimètre cube de paraffine à chaque fois.

Lorsqu'on a obtenu une restauration suffisante et que la lumière des fosses nasales est normale, le traitement est terminé.

Cependant il se produira un tassement et il est prudent, quelques mois après la cessation du traitement, de réinjecter à nouveau un peu de paraffine.

Pendant la durée de ces injections, il est indispensable de tenir les fosses nasales propres et d'exciter un peu les muqueuses par des frictions modificatrices; on peut employer avec les lavages antiseptiques de moins en moins fréquents au fur et à mesure que le traitement avance : eau phéniquée ou résorcinée à 5 °/₀₀, des pommades à base de salol ou de baume du Pérou, ou encore des badigeonnages de nitrate d'argent ou de glycérine iodée.

Généralement l'odeur disparaît dès les premiers temps du traitement, les croûtes persistent plus longtemps, puis c'est comme un gros rhume, les malades mouchent abondamment, enfin tout rentre dans l'ordre. On a refait les étapes en sens inverse : atrophie, hypertrophie, guérison.

Quelques mois après ce traitement on trouve chez ces malades des muqueuses normales, des cornets qui ont augmenté de volume ; bien que depuis longtemps les lavages sont abandonnés, c'est en vain qu'on chercherait les croûtes si caractéristiques de cette affection.

La pharyngite et la laryngite qui compliquent si souvent cette rhinite atrophique s'amendent parallèlement et, au fur et à mesure que le nez guérit, ces muqueuses redeviennent humides.

Le mode d'action de ces injections de paraffine est assez complexe. Elles agissent d'abord mécaniquement, elles restituent aux cavités nasales une ouverture normale, et, si les croûtes persistent, elles ne peuvent plus s'accumuler ni séjourner. D'autre part, fait paradoxal, la circulation d'air se fait mieux que dans une cavité trop agrandie, l'air qui circule est plus chaud, les muqueuses régénérées sécrètent un mucus qui les lubrifie et facilite l'expulsion des croûtes avant qu'elles ne soient sèches.

Ces piqûres agissent plus directement, elles deviennent la cause d'une abondante phagocytose qui aboutit à la formation de tissus nouveaux, c'est une restitution ad integrum des tissus des fosses nasales.

Si on fait une coupe d'une muqueuse qui a reçu ainsi des injections de paraffine, on trouve que cette substance s'est divisée en d'innombrables grumeaux et que chacun d'eux est devenu le centre d'une prolifération abondante. C'est une véritable régénération de la muqueuse ; le tissu caverneux participe aussi à ce travail, tandis que les glandes ont presque disparu.

Ainsi cette paraffine froide, injectée sous pression, s'est résorbée pour faire place à du tissu fibreux de nouvelle formation, tandis que les paraffines à point de fusion élevé s'enkystaient purement et simplement.

En résumé :

L'ozène est une maladie microbienne et contagieuse. C'est une maladie curable et le traitement qui semble le plus sérieux nous est fourni par les injections sous-muqueuses de paraffine.

Avant de terminer, je veux dire quelques mots de la prothèse nasale, qui vient souvent comme traitement complémentaire dans les cas d'affaissement ou de destruction du squelette osseux du nez.

Le nez, dit Lagarde, étant la clef de voûte du visage, certains délabrements de sa charpente osseuse constituent un signe infamant qui dévoile aux yeux de tous la tare organique dont ils sont affligés. C'est extrêmement juste. Ainsi, voilà ci-contre deux profils de la même malade à laquelle j'ai fait une prothèse paraffinique. La comparaison en dit plus long que tous les articles possibles, on peut se rendre compte du résultat qu'on peut demander à cette méthode qui est maintenant de pratique courante.

Cette plastique est simple, relativement facile, à peu près indolore, assez rapide, autant de raisons pour la proposer toujours à ceux qui sont aussi défigurés.

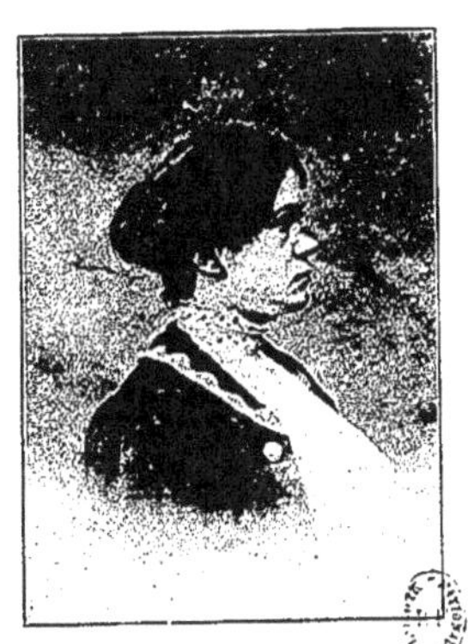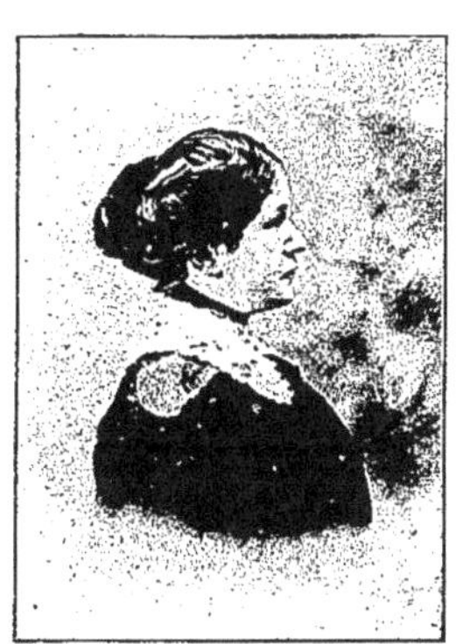

MALADE AYANT SUBI UNE RESTAURATION PAR LA PROTHÈSE PARAFFINÉE